Baja En Carbohidratos

La forma más rápida y fácil de perder grasa
rápidamente, energía incontenible y
cambiar su estilo de vida

*(La dieta baja en carbohidratos completa para
principiantes)*

Nicanor Álvarez

Tabla De Contenido

Tortillas 1
Huevosrevueltos 6
Más Opciones De Desayuno Bajo En Carbohidratos 9
Almuerzo Para Una Dieta Baja En Carbohidratos 11
Envolturas De Lechuga 12
Ensaladas 14
Más Almuerzos Bajos En Carbohidratos 18
Cena Para Una Dieta Baja En Carbohidratos ... 21
A La Parrilla 22
Al Horno 26
Desayuno Para Una Dieta Baja En Carbohidratos 27
En La Estufa 30
Pasta De Tomate 34
Frijoles Precocidos... 36
Desayuno De Avena Con Superalimentos 37
Avena De Chocolate 38
Avena De Noche Con Lino Y Arándanos 40
Avena De Manzana.. 41

Avena De Plátano Con Mantequilla De Almendras 42

Avena De Coco Y Granada 44

Pizza De Huevo 45

Tortilla Con Verduras De Superalimentos 46

Muffin De Omelet Mexicano 47

Frittata Mexicana 49

Machacado Con Huevos 52

Carniza Mexicana 55

Carnitas De Puerco 58

Ensalada Tropical 61

Ensalada De Atún Picante 63

Melón Especiado 65

Galletas Mexicanas 67

Galletas De Limón Y Jengibre 71

Pollo Indio Y Arroz 74

Curry De Pescado 77

Korma De Pollo Y Verduras 79

Daal 81

Envueltos Tandoori 83

Judías Verdes Indias 85

Guisantes Afganos Y Pollo 87

Lentejas Con Yogurt 89

Pollo Y Curry De Cocción Lenta 92
Pollo Paleo Indio Y Estofado 94
Albóndigas Indias Con Salsa De Tomate 97
Pollo Tikka Masala 100
Huevos Poder Florar 104
Ensalada De Pollo Sudamericana 105
Pollo Al Ajillo Asado Al Horno 107
Solomillo De Res Bajo En Carbohidratos Con Salsa 109
Ensalada De Pavo Deli Con Salsa Verde Cremosa 111
Panqueques Bajos En Carbohidratos 112
Raíz De Apio Al Horno Con Gorgonzola 113
Frittata 115
Superalimentos Naan / Panqueques / Crepas 117
Panqueques De Calabacín 119
Sabrosa Corteza Para Tarta De Superalimentos 121
Quiché 123
Bolitas De Sésamo Y Queso Cottage 125
Conclusión 126

Tortillas

- 3 huevos
- ½ taza de espinacas frescas
- ½ taza de champiñonespicados
- *Una cucharada de queso feta desmoronado*

Haz una tortilla en la estufa con todos los ingredientes mencionados anteriormente. Primero, saltee las espinacas y los champiñones en una sartén separada. Añade los huevos a una sartén y cuando los huevos estén casi hechos, agregue los champiñones y las espinacas en el medio. Doblar los huevos desde la esquina izquierda hacia la derecha cuando estén terminados. Espolvorea el queso feta sobre la tortilla después de la cocción.

Total de carbohidratos: 2.7 gramos
Total de calorías: 259

- 3 huevos
- ½ taza de carne de pavo molido
- Dos cucharadas de cebollas picadas
- *Dos cucharadas de pimientos verdes picados*

Prepara el pavo molido, la cebolla y los pimientos en una sartén hasta que estén completamente cocidos. Cuando estén todos cocidos, mezclar los huevos en un bol y ponerlos en una sartén hasta que estén parcialmente cocidos. Poner el pavo molido, la cebolla y los pimientos sobre los huevos y voltearlos en una tortilla cuando todos los ingredientes estén listos.

Total de carbohidratos: 6.4 gramos

Total de calorías: 347.8

- 2 huevos
- 1 clara de huevo
- ½ taza de brócoli cocido
- *½ taza de queso suizo rallado*

Haz una tortilla con todos los ingredientes mencionados anteriormente. Poner primero los huevos batidos en la sartén, poner el queso encima de los huevos, y luego colocar el brócoli encima del queso. Una vez que los huevos estén casi listos, dobla el lado izquierdo sobre el derecho para hacer una tortilla bonita y saludable.

Total de carbohidratos: 5.9 gramos
Total de calorías: 278

- 2 huevos
- 1 clara de huevo
- 3 hojas de albahacapicadas
- 2 cucharadas de tomatespicados
- *2 cucharadas de cebollaspicadas*

Bate los huevos en un tazón. Coloque los huevos en una sartén y cocínelos durante dos minutos. Cuando los huevos estén casi listos, agregue los tomates y las cebollas en el medio de los huevos. Cocinar durante otros dos minutos o hasta que los huevos estén listos y doblar el lado izquierdo de la tortilla hacia la derecha. Para adornar, espolvoree la albahaca picada sobre la tortilla.

Total de carbohidratos: 4.0 gramos
Total de calorías: 166.3

- 4 clara de huevos
- ¼ taza de cebollaspicadas
- ¼ taza de pimientos verdespicados
- *Una cucharadita de salsa picante Sriracha*

Saltee las cebollas y los pimientos con la salsa picante Sriracha en una sartén. En una sartén separada, coloque los huevos para cubrir toda la sartén y cocine por unos minutos hasta que los huevos estén casi listos. Agregue las cebollas y los pimientos encima de los huevos. Cuando los huevos estén listos, dobla el lado izquierdo sobre el derecho para una deliciosa tortilla picante.

Total de carbohidratos: 6.5 gramos
Total de calorías: 97.2

Huevosrevueltos

- 2 Clara de huevos
- 1 huevo
- Una onza de jamón cortado en cubos
- *Una taza de brócoli picado*

Mezcla todos los ingredientes anteriores en un tazón. Ponga una sartén a fuego medio y cubra la sartén con aceite de oliva antiadherente en aerosol. Una vez que la sartén esté lo suficientemente caliente, junte todos los ingredientes y cocine hasta que estén completamente cocidos.

Total de carbohidratos: 6.9 gramos

Total de calorías: 230

- 3 clara de huevos
- 1 huevo

- ¼ de una taza de aguacates en cubitos
- *¼ de una taza de queso cheddar rallado*

Mezcla los huevos y las claras de huevo con los aguacates. Revuélvalos juntos en una sartén cubierta con aceite de oliva en aerosol. Cuando los huevos estén completamente cocidos, espolvorea el queso encima para que se derrita.

Total de carbohidratos: 4.5 gramos

Total de calorías: 311

En una dieta baja en carbohidratos, los huevos serán lo mejor para el desayuno. Los huevos están llenos de proteínas, tienen grasas saludables y contienen una tonelada de nutrientes. Los huevos son muy fáciles de hacer y no requieren mucho tiempo de preparación o cocción.

Hay muchas opciones diferentes al hacer huevos. Cuando esté haciendo huevos, asegúrese de agregar un poco de sal y pimienta a su gusto para darle más sabor. Si eres del tipo de persona que suele llegar tarde por las mañanas al trabajo, haz un lote de huevos hervidos con anticipación. De esta manera, se asegurará de no perderse el desayuno y es algo que puede tomar cuando salga por la puerta.

Más Opciones De Desayuno Bajo En Carbohidratos

- ½ taza de melón
- Una taza de requesón

Total de carbohidratos: 19.0 gramos
Total de calorías: 292

Hay muchos tipos diferentes de granola sin azúcar, cereales bajos en carbohidratos sin azúcar y mezclas para panqueques sin azúcar y sin gluten. Si hace panqueques, asegúrese de comprar jarabe sin azúcar para poner encima. Leche para cereal, puedes usar leche de almendras o leche de soja.

Almuerzo Para Una Dieta Baja En Carbohidratos

El almuerzo es la segunda comida más importante del día. Asegúrate de no saltarte nunca el almuerzo mientras sigas una dieta baja en carbohidratos. Nuestros cuerpos necesitan la energía para mantenernos en marcha todo el día, y si no hay ninguna sustancia en nuestros cuerpos, entonces no habrá calorías que quemar para ayudarnos a perder peso.

Aquí tenemos una lista de diferentes tipos de alimentos para comer en el almuerzo, mientras está en una dieta baja en carbohidratos / baja en calorías:

Envolturas De Lechuga

- Dos hojas de lechuga iceberg
- Una pechuga de pollo picada sin piel
- ½ taza de cebollaspicadas
- ½ taza de champiñones en rodajas
- Un diente de ajo aplastado
- Una cucharada de cilantro picado
- Una cucharadita de aceite de ajonjolí
- *Una cucharadita de aminoácidos líquidos*

Cocina el pollo en una sartén con aceite de ajonjolí, aminoácidos líquidos, ajo, cebolla y champiñones. Una vez que los ingredientes hayan terminado de cocinarse, sírvalosencima de las dos hojas de lechuga iceberg. Para la guarnición, espolvorea el cilantro por encima.

Total de carbohidratos: 7.2 gramos
Total de calorías: 233

- Dos hojas de lechuga romana
- Una taza de pavo molido
- ½ unataza de tomatespicados
- Un trozo de zumo de lima
- ¼ taza de cebollas
- *Dos cucharadas de queso cheddar rallado*
- *Una cucharada de salsa*

Cocina el pavo molido en la estufa hasta que esté completamente cocido. Coloque el pavo en las hojas de lechuga. Agregue los tomates crudos, las cebollas crudas y el queso cheddar sobre el pavo. Para darle sabor, vierta la salsa y el jugo de limón antes de envolver todos los ingredientes juntos.

Total de carbohidratos: 7.7 gramos

Total de calorías: 170.5

Ensaladas

- ½ a cup of chopped cooked bacon
- Two hard boiled huevos
- ½ a cup of chopped tomatoes
- Three slices of avocado
- *½ taza de espinacas frescas*

Mezcla todos los ingredientes mencionados en una ensaladera con aceite de oliva y vinagre de vino tinto. Añada sal y pimienta.

Total de carbohidratos: 8.2 gramos

Total de calorías: 420

- ½ pepino en rodajas (parcialmente pelado)
- ½ tomate picado
- ¼ taza de pimiento amarillo picado
- ¼ taza de cebolla picada

- *Una pechuga de pollo sin piel cocida*

Mezclar todos los ingredientes mencionados anteriormente con un cuarto de jugo de limón, ajo en polvo, vinagre de vino blanco, sal y pimienta. Cocinar el pollo en el horno con sal y pimienta.

Total de carbohidratos: 9.2 gramos
Total de calorías: 164

- ½ taza de rábanos picados
- ½ taza de cebollas rojas en rodajas
- ½ taza de tomatespicados
- Una taza de lechuga romana picada
- Una taza de rúcula picada
- Dos cucharadas de queso feta
- Un filete de bife de falda (4 oz))

Mezcla todas las verduras mencionadas en una gran ensaladera con aceite de oliva y vinagre de vino tinto. Cuando el aderezo esté todo mezclado, espolvorea el queso feta sobre la lechuga. Cuando el filete esté listo para cocinar en la estufa, póngalo sobre el queso feta. Añadesal y pimienta al gusto.

Total de carbohidratos: 11.7 gramos
Total de calorías: 401

- ½ taza de espinacas frescas
- Una taza de lechuga romana rallada
- ½ taza de camarones cocidos de tamaño mediano
- Tres rebanadas de aguacate
- *Una cucharada de aderezo de cilantro ligero*

Cocina los camarones en la estufa con un cuarto de jugo de limón, sal, pimienta y una cucharadita de cilantro picado. Mezclar las espinacas, la rúcula y el aguacate en una ensaladera con el aderezo de cilantro. Cuando los camarones estén completamente cocidos, mézclelos en la ensalada.

Total de carbohidratos: 7.3 gramos

Total de calorías: 277

Más Almuerzos Bajos En Carbohidratos

- Un huevo
- Una pechuga de pollo sin piel cortada en cubos
- Unacucharadita de jengibremolido
- Unacucharadita de ajopicado
- *½ taza de brócolipicado*

En la estufa, calienta una cucharada de aceite de oliva. Añade el pollo, el huevo, el jengibre y el ajo. Cocine durante diez minutos antes de añadir el brócoli. Después de añadir el brócoli, cocine durante otros diez minutos. Si quiere más sabor, añada los aminoácidos líquidos, sal y pimienta.

Total de carbohidratos: 5.8 gramos
Total de calorías: 214

- Dos rebanadas de carne de pavo de la charcutería
- Dos trozos de tiras de tocino cocido
- Una hoja de lechuga romana picada
- *Cuatrorebanadas de tomate*

Enrolle la lechuga, el tomate y el tocino dentro de la carne de pavo.

Total de carbohidratos: 6.7 gramos
Total de calorías: 165

- Unalata de atún
- Una cucharada de yogur natural sin grasa
- ½ taza de apiopicado
- Una cucharadita de jugo de limón fresco

- *Dos rebanadas de tomateOne can of tuna*

    Mezcla el atún, el yogur, el apio, el jugo de limón, la sal y la pimienta en un tazón. Corta dos rebanadas de tomate y ponlas en un plato. Añade la mezcla de atún encima de los tomates.

Total de carbohidratos: 3.8 gramos

Total de calorías: 220

Cena Para Una Dieta Baja En Carbohidratos

Mientras esté en una dieta baja en carbohidratos, es muy importante cenar tres horas antes de irse a dormir. Esto le dará a su cuerpo el tiempo suficiente para digerir completamente su cena. El tiempo es muy importante mientras está en una dieta baja en carbohidratos para comer al menos cuatro horas y media después de haber almorzado. De esta forma no se verá tentado a comer alimentos grasos, que no están en su dieta. Asegúrese de tener todo listo para ir a cocinar cuando llegue a casa del trabajo, esto le ayudará a comer de manera saludable, por lo que no se está entregando a algo rápido y poco saludable.

Aquí tenemos una lista de diferentes tipos de alimentos para la cena, mientras está en una dieta baja en carbohidratos / baja en calorías:

A La Parrilla

- Dos hamburguesas de pavo molido
- ½ taza de espinacasfrescas
- Dos cucharadas de salsa
- *Dos rebanadas de queso suizo bajo en grasas*

Haz dos hamburguesas de pavo molido sin el pan. Cuando las hamburguesas de pavo terminen de cocinarse, pongan el queso cheddar encima mientras aún están calientes. Ponga las hamburguesas de pavo en un plato con espinacas frescas y añada salsa a su gusto, en lugar de ketchup.

Total de carbohidratos: 4.5 gramos
Total de calorías: 342.5

- Una pechuga de pollo sin piel (4 oz)
- Un pimiento verde
- Dos grandeschampiñonesportobello
- *½ cebollaroja*

Corta el pollo, el pimiento verde y la cebolla roja en cubos grandes. Corta los grandes champiñones portobello en grandes rebanadas. Coloque todos los ingredientes en brochetas de madera y cubralas con aceite de oliva y sal de ajo. Asar los pinchos durante quince minutos, dándolos vuelta con frecuencia.

Total de carbohidratos: 12.2 gramos
Total de calorías: 148

- ½tomatepicado
- Unataza de brócoli picado
- Dos cucharadas de aderezo italiano

- Una pechuga de pollo sin piel (4 oz)

  Envuelve los tomates picados y el brócoli con el aderezo italiano en papel de aluminio. Ponga el papel de aluminio en la parrilla y cocínelo durante diez minutos. Cubre la pechuga de pollo con aceite de oliva y pon el pollo en la parrilla durante veinte minutos. Cuando todo esté completamente cocinado, vierta los tomates y el brócoli con todos los jugos en el papel de aluminio sobre el pollo.

Total de carbohidratos: 10.2 gramos
Total de calorías: 231

- Un filete de salmón
- Tresrodajas de limón
- Una taza de brócoli picado
- Una taza de calabacín en rodajas
- *Una cucharadita de perejil picado*

Cubra el salmón con una cucharadita de aceite de oliva, sal, pimienta y perejil picado. Ponga el salmón en la parrilla con tres rodajas de limón encima. Por separado, cocer el brócoli y el calabacín en papel de aluminio, untar las verduras con aceite de oliva. Añade sal y pimienta a tu gusto. Cocine el salmón durante 8-10 minutos. Cocine las verdurasdurante 15 minutos.

Total de carbohidratos: 9.9 gramos

Total de calorías: 288

Al Horno

- Una pechuga de pollo sin piel (4 oz)
- ¼ taza de queso parmesano rallado
- Un huevo
- Exprimir unlimón
- *Una taza de coliflor picada*

Mezcla el huevo en un bol con el queso parmesano. Coja la pechuga de pollo y enróllala en el bol, hasta que el pollo esté completamente cubierto. Cocina el pollo en el horno durante treinta minutos. Cuando el pollo esté a medio cocer, toma un limón y exprima el jugo sobre la pechuga de pollo. Cuando saque el pollo del horno a mitad de la cocción, añada la coliflor a la bandeja de hornear. En la coliflor se unta con aceite de oliva, sal y pimienta.

Desayuno Para Una Dieta Baja En Carbohidratos

Sé que probablemente hayas escuchado esto antes, pero el desayuno será la comida más importante del día. Asegúrate de tener suficiente proteína en tu desayuno, esto te dará un montón de energía para mantenerte activo todo el día. Recuerde mantenerse alejado de los panes u otros granos, no coma demasiada fruta y evite comer papas fritas u otros tipos de papas en el desayuno.

Aquí tenemos una lista de diferentes tipos de comida para desayunar en una dieta baja en carbohidratos y calorías:

Total de carbohidratos: 6.6 gramos
Total de calorías: 327

- 2 cucharaditas de queso azul se desmoronan
- Un filete de solomillo de 3 onzas
- 1 taza de espárragos

Sazone el filete con sal y pimienta. Ponga el queso azul desmenuzado sobre el filete antes de ponerlo en el horno. Mezclar los espárragos con una cucharadita de aceite de oliva, sal, pimienta y ajo en polvo. Poner los espárragos en el horno durante diez minutos. Cocinar el filete en el horno a la parrilla durante 5-10 minutos.

Total de carbohidratos: 6.0 gramos

Total de calorías: 265

- Un filete de pescado blanco (4 oz)
- ½ taza de coles de Bruselas
- *½ taza de judías verdes picadas*

Ponga el horno a 350 grados. Ponga un poco de aceite de oliva, jugo de limón, sal y pimienta sobre el pescado blanco de su elección. Ponga el pescado en el horno durante 15-20 minutos. En un bol, mezcle las coles de Bruselas y las judías verdes con aceite de oliva, ajo fresco, zumo de limón, sal y pimienta. Cocine las verduras en la estufa en una sartén durante unos 10 minutos o hasta que estén hechas.

Total de carbohidratos: 7.5 gramos

Total de calorías: 224

En La Estufa

- ½ bolsa de brotes de judías
- ½ pimiento verdepicado
- ½ taza de champiñones en rodajas
- *Una pechuga de pollo sin piel picada*

Primero cocine el pollo en la estufa con una cucharada de aminoácidos Líquidos, una cucharadita de aceite de oliva, una cucharadita de ajo fresco, sal y pimienta. Una vez que el pollo esté a medio cocer, agregue todas las verduras mencionadas anteriormente y cocine por unos diez minutos. Si le gustan las especias, añada una cucharadita de pimientos rojos triturados.

Total de carbohidratos: 8.0 gramos

Total de calorías: 173

- Una docena de camarones de tamaño medio
- Unataza de brócolipicado
- *Unacalabazaamarillaenrodajas*

Antes de cocinar, mezclar los camarones, el brócoli y la calabaza amarilla en un tazón con una cucharada de aceite de oliva y dos cucharaditas de condimento de laurel viejo. Calentar la sartén a fuego medio-alto y cocinar todos los ingredientes durante 5-10 minutos, o hasta que los camarones se sientan firmes.

Total de carbohidratos: 10.0 gramos
Total de calorías: 172

- ½ taza de cebolletaspicadas
- Un filete de solomillo de cuatro onzas (cortado en cubos)
- ½ taza de champiñones en rodajas

- 1 taza de col rizada
- 1 cucharadita de jengibre molido
- 1 cucharada de aminoacidos líquidos
- 1 cucharadita de ajo picado
- *1 cucharadita de pimienta negra*

Marinar el bistec durante dos horas antes de cocinarlo en una bolsa o en un Tupperware con el ajo, el jengibre, la pimienta y los aminoácidos líquidos. Cocinar las verduras y el filete juntos en la estufa durante diez minutos a fuego medio-alto en una sartén.

Total de carbohidratos: 9.8 gramos

Total de calorías: 268

Pasta De Tomate

Algunas recetas (chile) requieren pasta de tomate. Normalmente preparo unos 20 litros de una vez (cuando el tomate está en temporada, que suele ser en septiembre) y lo congelo.

Ingredientes

5 libras de tomates picados
1/4 de taza de aceite de oliva o de aguacate extra virgen, más 2 cucharadas.
sal, al gusto

Instrucciones Alergias: SF, GF, DF, EF, V, NF

Calienta 1/4 de taza de aceite en una sartén a fuego medio. Añada los tomates. Sazonar con sal. Deje que hierva. Cocine, revolviendo, hasta que estén muy suaves, unos 8 minutos.

Pasar los tomates por el plato más fino de un molino de alimentos. Pasar la mayor cantidad de pulpa posible por el tamiz y dejar las semillas.

Hágalo hervir, bájelo y luego hiérvalo sin tapar, así el líquido se espesará (aprox. 30-40 minutos). Eso le dará un jugo de tomate casero. Si hierves durante 60 minutos, la pasta de tomate se espesa como el ketchup comprado en la tienda.

Puede almacenarlos sellados en un recipiente hermético en el refrigerador hasta por un mes, o congelarlos, hasta por 6 meses.

Frijoles Precocidos

De nuevo, algunas recetas requieren que cocines unos frijoles (frijoles de mantequilla, riñón rojo, garbanzos) por adelantado. La cocción de las judías lleva unas 3 horas y puede hacerse con antelación o cada pocas semanas y el resto se congelan. Remoje los frijoles durante 24 horas antes de cocinarlos. Después de la primera ebullición, tirar el agua, añadir agua nueva y continuar la cocción. Algunos frijoles o lentejas pueden brotar durante unos días antes de cocinarlos y eso ayuda a las personas con problemas estomacales.

Desayuno De Avena Con Superalimentos

1 taza de avena cocida

1 cdta. de semillas de lino molidas

1 cdta. de semillas de girasol

Una pizca de canela

La mitad de la cucharadita de cacao

Cocina la avena con agua caliente y después de eso mezcla todos los ingredientes. Endulzar si es necesario con unas pocas gotas de miel cruda. Opcional: Puedes reemplazar las semillas de girasol por semillas de calabaza o de chía. Puedes añadir un puñado de arándanos o cualquier otra fruta en lugar de cacao.

Avena De Chocolate

1 Porción

Ingredientes:

1/2 taza de avena

2 tazas de agua

Una pizca de sal

1/2 cucharadita de vainilla molida

2 cucharadas de polvo de cacao

1 cucharada de miel cruda

2 cucharadas de harina de semillas de lino molidas

una pizca de canela

2 claras de huevo

Instrucciones

En una cacerola a fuego alto, coloca la avena y la sal. Cubrir con 3 tazas de agua. Deje que hierva y cocine de 3 a 5 minutos, revolviendo de vez en cuando. Sigue añadiendo 1/2 taza de agua si es necesario a medida que la mezcla se espesa.

En un tazón separado, bate 4 cucharadas de agua en las 4 cucharadas de cacao en polvo para formar una salsa suave. Añade la vainilla a la sartén y revuelve.

Baja la temperatura. Añade las claras de huevo y bate inmediatamente. Añade la harina de lino y la canela. Revuelva para combinar. Retire del fuego, añada la miel cruda y sirva inmediatamente.

Sugerencias de cobertura: fresas en rodajas, arándanos o algunas almendras.

.

Avena De Noche Con Lino Y Arándanos

1/2 taza de avena

1/3 de taza de agua

1/4 de taza de yogur bajo en grasa

1/2 cucharadita de vainilla molida

1 cucharada de harina de semillas de lino

Una pizca de sal

Arándanos, almendras, moras, miel cruda para la cobertura

Instrucciones

Añade los ingredientes (excepto los toppings) al bol por la noche. Refrigerardurante la noche.
Por la mañana, revuelva la mezcla. Debe ser espesa. Añade los ingredientes de tu elección.

Avena De Manzana

1 porción

Ingredientes Alergias: SF, GF, DF, EF, V, NF

1 manzana rallada

1/2 taza de avena

1 taza de agua

Una pizca de canela

2 cucharaditas de miel cruda

Instrucciones

Cocina la avena con el agua durante 3-5 minutos.

Añade la manzana rallada y la canela. Añada la miel cruda.

Avena De Plátano Con Mantequilla De Almendras

1 porción

Ingredientes:

1/2 taza de avena
3/4 de taza de agua
1 clara de huevo
1 banana
1 cucharada de harina de semillas de lino
1 cucharadita de miel cruda
Una pizca de canela
1/2 cucharada de mantequilla de almendra

Instrucciones

Combina la avena y el agua en un tazón. Bate la clara de huevo, luego bátela con la avena cruda. Hervir en la estufa. Comprobar la consistencia y seguir calentando hasta que la avena esté esponjosa y espesa. Triturar el plátano y añadirlo a la avena. Calentar durante 1 minuto

Añade el lino, la miel cruda y la canela. Cubrir con mantequilla de almendra.

Avena De Coco Y Granada

1/2 taza de avena

1/3 taza de leche de coco

1 taza de agua

2 cucharadas de coco rallado sin azúcar.

1-2 cucharadas de harina de semillas de lino

1 cucharada de miel cruda

3 cucharadas de semillas de granada

Instrucciones

Cocine la avena con la leche de coco, agua y sal.

Añadea el coco, la miel cruda y la harina de linaza. Espolvoree con coco extra y semillas de granada.

Pizza De Huevo

- 3 huevos
- 1/2 taza de harina de coco
- 1 taza de leche de coco
- 1 diente de ajo aplastado

Mezclar y hacer una tortilla.

Tortilla Con Verduras De Superalimentos

Ingredientes Alergias: SF, GF, DF, NF

2 huevos grandes

Sal

Pimienta negra molida

1 cucharadita de aceite de oliva o de comino.

1 taza de espinacas, tomates cherry y una cucharada de queso yogur.

Hojuelas de pimiento rojo trituradas y una pizca de eneldo (opcional)

Instrucciones

Bate 2 huevos grandes en un tazón pequeño. Sazonar con sal y pimienta negra molida y reservar. Calentar una cucharadita de aceite de oliva en una sartén mediano a fuego medio. Añada las espinacas pequeñas, los tomates, el queso y cocine, revolviendo, hasta que se marchiten (aprox. 1 minuto). Añada los huevos; cocine, revolviendo ocasionalmente, hasta que estén listos, aproximadamente 1 minuto. Añada el queso y revuelva. Espolvorear con hojuelas de pimiento rojo triturado y eneldo.

Muffin De Omelet Mexicano

Ingredientes:

6 huevos

½ taza de carne cocida, desmoronada en trozos pequeños

2 cucharadas de salsa drenada

¼ cucharadita de sal

1/8 cucharadita de pimienta

1/8 de taza de agua

¼ de taza de queso rallado

Indicaciones:

Comience esta receta sacando una sartén y cocinando la carne. Una vez que la carne esté lista, puede verter todos los demás ingredientes dentro y mezclarlos.

Luego, encienda el horno y deje que se caliente hasta 350°F. Vierta esta mezcla en un molde para muffins engrasado antes de colocarlo en el horno caliente y hornear durante aproximadamente 30 minutos. Cuando las magdalenas estén listas, debe dejarlas reposar y enfriarse durante unos minutos antes de disfrutarlas.

Frittata Mexicana

Ingredientes:

1 cucharada de aceite de coco

¼ de taza de cebolla picada

1 chile jalapeño sin semillas y picado

1 libra de carne de res molida

1 taza de batata rallada

3 dientes de ajo picados

1 cucharada de chile en polvo

1 cucharadita de semillas de comino

½ taza de salsa

12 huevos frescos

1 pizca de sal

1 pizca de pimienta negra

Indicaciones:

Para comenzar esta receta, encienda el horno y deje que se caliente hasta 350°F. Mientras el horno se calienta, saque una sartén y caliente el aceite dentro antes de añadir el jalapeño y las cebollas. Deje saltear estos dos ingredientes hasta que estén tiernos y luego agregue la carne molida y cocine todo hasta que la carne comience a dorarse.

A continuación, puede agregar el ajo y la batata, continuando cocinando para que la batata se vuelva suave y la carne este dorada completamente. En este momento, puede agregar la salsa, el comino y el chile en polvo, asegurándose de revolver para combinar y calentar todo, agregando pimienta y sal según sea necesario. Transfiere esta mezcla a una fuente para horno.

Saque un tazón y bata bien los huevos antes de verterlos encima de la mezcla dentro de la bandeja para hornear. Cubra la sartén con papel aluminio y colóquela en el horno para hornear durante unos 30 minutos. Después de este tiempo, retire la lámina y hornee hasta que el centro tenga tiempo de fraguar, lo que tomará otros 10 a 15 minutos.

Saque la bandeja del horno y deje que se enfríe un poco antes de cortar y disfrutar.

Machacado Con Huevos

Ingredientes:

6 huevos

2 onzas de machacado

¼ de cebolla amarilla en cubos

1 diente de ajo machacado

½ jalapeño en cubos

½ tomate sin semillas y picado

¼ de cucharadita de chile en polvo

Sal

Pimienta

Aceite de coco

Indicaciones:

Para comenzar esta receta, saque un tazón y rompa los huevos dentro, espolvoreando un poco de pimienta y sal antes de batirlos ligeramente con un tenedor. Deje esto de lado.

A continuación, puede calentar una sartén en la estufa y usar un poco de aceite de coco para cubrir la sartén y dejar que se caliente. Cuando el sartén se haya calentado, añada el jalapeño y las cebollas. Saltee estos ingredientes hasta que estén tiernos y las verduras comiencen a tener manchas cafés en ciertas áreas, lo que tomará cerca de 10 minutos. Después de este tiempo puede agregar el ajo y continuar cocinando por otros 30 segundos, asegurándose de no quemar el ajo.

En este momento puede agregar el chile en polvo y el machacado. Continúa salteando esta mezcla hasta que la carne esté completamente cubierta en la grasa de esta sartén antes de mezclar los tomates y cocinar otros 3 minutos para que los tomates puedan comenzar a ablandarse.

Empuje la carne y las verduras a un lado y luego agregue un poco más de aceite de coco. Luego puede agregar los huevos revueltos a esta grasa antes de empujar las verduras y la carne dentro de los huevos. Deje que esto descanse un poco para que el huevo pueda rodear a los demás ingredientes antes de usar una cuchara de madera para removerlo.

Pruebe el plato y agregue un poco de sal y

pimienta si lo necesita. Cocine hasta que los huevos estén completamente listos y luego disfrute.

Carniza Mexicana

Ingredientes:

Corteza de carne

1 libra de carne molida

2 cucharaditas de chile en polvo

½ cucharadita de comino

½ cucharadita de paprika

½ cucharadita de salteando2 dientes de ajo machacados

Coberturas

½ taza de salsa

pimiento verde en tiras

cebolla morada cortada en tiras

aguacate en cubos

lima fresca

cilantro picado

Indicaciones:

Para comenzar esta receta, puede encender el horno y dejar que se caliente hasta

400°F. Mientras el horno se calienta, puede sacar un tazón y mezclar juntos la carne molida con los condimentos de la corteza hasta que esten bien combinados.

A continuación, puede empezar a hacer la corteza. Para hacer esto, divida la carne a la mitad antes de hacer una bola y presionarla en un molde redondo para tarta. Cubra el fondo del molde y luego alise la carne con unas manos húmedas hasta que el grosor sea aproximadamente uniforme. Repita este proceso con la otra mitad de la carne.

Coloque los moldes para tarta en el horno y déjelos hornear durante unos 15 minutos. Sabrá que está listo cuando la carne esté completamente cocida y los bordes se doren. Asegúrese de dejar el horno encendido cuando retire las costras de carne y luego colóquelas a un lado para que se enfríen.

Luego puede armar la carniza. Para hacer esto, saque una bandeja para hornear grande y cúbrala con papel de aluminio y papel encerado. Coloque las cortezas de carne enfriadas sobre la bandeja para hornear y esparza aproximadamente la mitad de la salsa sobre cada una de ellas, dejando un pequeño borde cerca de los bordes. Coloque las cebollas y los pimientos encima, empujándolos un poco dentro de la salsa.

Coloque los moldes para tarta nuevamente en el horno para cocinar por otros 10 a 15 minutos para que se calienten y se doren a su gusto.

Cuando haya terminado, puede adornar su carniza. Lo hará sacando los moldes del horno y espolvoreando con aguacate en cubos. Exprima un poco de jugo de limón y cubra con el cilantro antes de servir.

Carnitas De Puerco

Ingredientes:

3 libras de hombro de puerco

½ taza de jugo de lima

½ taza de jugo de limón

1 cucharada de comino molido

1 cucharada de ajo en polvo

½ cucharada de sal

1 cucharadita de cilantro molido

1 cucharadita de pimienta negra molida

1 cucharadita de pimienta de cayena

Indicaciones:

Para comenzar esta receta, puede tomar la paleta de cerdo y cortarla en trozos grandes, asegurándose de que se corten un poco, pero no del tamaño de un bocado.

Sacando un tazón puede mezclar juntos la pimienta de cayena, pimienta negra, cilantro, sal, ajo en polvo, y comino. Coloque los trozos de puerco en un contenedor de plástico o una bolsa de plástico y luego vierta la mezcla de especias. Mezcle este recipiente para que los trozos de carne de cerdo se cubran por todos los lados.

Luego, saque una sartén profunda y vierta el cerdo adentro. Agregue el limón y el jugo de lima al fondo y suficiente agua para cubrir apenas la carne.

Encienda el fuego a un nivel alto y hierva el agua. Cuando hierva bien, hiérvalo a fuego lento y mantenga la sartén destapada. Cuando el cerdo se esté cocinando, notará que parece una mala sopa, pero esto está bien ya que el agua se evaporará lentamente de la sartén una vez que termine de ablandar el cerdo.

Después de aproximadamente dos horas, debe revisar la olla. El agua debe estar cerca de desaparecer. Continúe dejando que la carne se fríe y caramelice con el agua. Una vez que eso sucede, puede voltear los trozos de carne, sin desmenuzarlos, para que se doren por todos los lados, y luego retirarlos a un plato. Deje reposar unos minutos antes de servir.

Ensalada Tropical

4 onzas de camarón cocido o pechuga de pollo

½ taza de mango en cubos

1/3 de taza de aguacate maduro en cubos

2/3 de taza de pepino en cubos, sin semillas

2/3 de taza de pimiento rojo en cubos

1 cucharada de cebolla morada picada

½ cucharada de jugo de lima

1 cucharada de mayonesa

¼ de cucharadita de comino molido

sal

pimienta

cilantro

Indicaciones:

Para comenzar esta receta, puede sacar un tazón y colocar la cebolla, pimiento, pepino, aguacate, mango y camarones dentro. Mezcle ligeramente usando una espátula de hule para mezclar los ingredientes, asegurándose de hacerlo suavemente para no mezclar demasiado el aguacate.

Una vez que los ingredientes estén listos, puede agregar el comino, jugo de lima, y mayonesa encima antes de espolvorear la pimienta y la sal. Revuelva todo junto suavemente antes de dejarlo reposar por cerca de 5 minutos para que los sabores puedan fusionarse.

Pruebe el platillo y ajuste los condimentos antes de servir.

Ensalada De Atún Picante

Ingredientes:

1 pimiento rojo en cubos

2 cebolletas finamente rebanadas

¼ de taza de aros de jalapeño picados

½ taza de tomates en cubos, asados al fuego

2 latas de atún

1 chucharadita de chile en polvo

½ cucharadita de comino molido

el jugo de una lima

2 cucharadas de mayonesa

Indicaciones:

Para comenzar esta receta, puede sacar un tazón grande y combinar juntos el atún, tomates, jalapeños, cebolletas, y pimiento. Mezcle bien con un tenedor, asegurándose de desmenuzar cualquier trozo grande de atún.

A continuación, puede agregar el jugo de

lima, comino, y chile en polvo en el tazón, asegurándose de mezclar bien antes de probar para ajustar los condimentos cuando sea necesario.

Usando un aespátula de hule puede lentamente incorporar la mayonesa con la ensalada para que se pueda volver cremosa. Apile esta ensalada en un plato con algunas verduras crudas antes de disfrutar.

Melón Especiado

Ingredientes:

1 melón maduro frío dentro del refrigerador

1 pizca de cardamomo

1 pizca de paprika

1 pizca de sal de mar

Indicaciones:

Para comenzar esta receta, puede sacar el melón y cortarlo en cuñas o trozos pequeños.

Saque un tazón y mezcle juntos el cardamomo, paprika, y sal. Use esta mezcla para espolvorear encima del melón, asegurándose de no hacer demasiado al respecto.

Coloque las piezas en su boca y disfrute de todas las diferentes sensaciones que aparecerán, incluidas tiernas, crujientes, saladas, picantes, dulces y frescas. Asegúrese de compartir algunas con todos.

Galletas Mexicanas

Ingredientes:

1 taza de endulzante de raíz de achicoria u otro tipo de su elección

1 ¼ de taza de hojuelas de coco rallado, sin endulzar

3 cucharadas de polvo de arrurruz

¼ de cucharadita de sal

2 huevos

1 cucharadita de vainilla pura

¼ de cucharadita de extracto de almendra

¾ de taza de pecanas, gruesamente picadas y remojadas si es posible

¾ de taza de edulcorante orgánico cero

Indicaciones:

Para comenzar esta receta, querrá encender el horno y dejarlo calentarse hasta 325°F. Mientras el horno se está calentando, puede sacar dos bandejas para galletas y forrarlas con papel encerado.

A continuación, saque un procesador de alimentos secos y coloquelo con una chuchilla en "s". Coloque el edulcorante que usted eligió dentro y muélalo por unos minutos para que se vuelva un polvo fino. Después de este tiempo puede agregar la sal, arrurruz, y coco. Muela un poco más para que la mezcla se pueda volver muy fina.

En este momento, abra la tapa y revuelva todos los ingredientes hasta el fondo. Vuelva a colocar la tapa encima y muela un poco más para que el polvo se vuelva fino por todos lados.

Tome sus huevos y péselos, si los huevos están más pesados que el promedio, su masa se volverá muy blanda y no podrá terminar. Agregue el extracto de almendra, vainilla, y huevos a su procesador de alimentos y mezcle bien todo junto. Si su masa está un poco líquida, agregue un poco más de arrurruz y coco para reafirmarla.

Agregue las nueces al final y luego pulse a una velocidad suave para mezclar todo de manera uniforme. Coloque la masa en la nevera y deje que se enfríe durante unos quince minutos.

Después de este tiempo, saque la masa y forme suavemente pequeñas bolas sin presionarla. Colóquelas en la bandeja preparada para galletas, asegurándose de dejar aproximadamente una pulgada entre ellos. Esta masa va a ser bastante suave, por lo que es una buena idea cubrirse las manos con el polvo de arrurruz para evitar que la masa se le pegue.

Coloque la bandeja para galletas dentro del horno y permita que las galletas se horneen durante unos 20 minutos. No se supone que las galletas se doren, así que observe con cuidado para que no se horneen demasiado. Cuando las galletas tengan un poco de color marrón en la parte inferior, están listas. Sáquelas del horno.

Mientras las galletas siguen calientes, debe rodarlas con mucho cuidado en un edulcorante granulado molido. Las galletas estarán suaves cuando las saque del horno por primera vez, pero a medida que se enfríen se volverán aún más firmes y fáciles de manipular.

Después de que las galletas hayan tenido

tiempo de enfriarse, puede comerlas y disfrutarlas.

Galletas De Limón Y Jengibre

Ingredientes:

½ taza de edulcorante

½ taza de harina de arrurruz

½ cucharadita de polvo de horear

¾ de cucharadita de sal

1 cucharadita de levadura nutricional

1 ½ taza de mantequilla de coco suavizada

3 pulgadas de raíz de jengibre en cubos

2 huevos

Ralladura de un limón

2 cucharadas de jugo de limón

2 cucharaditas de vainilla pura

Indicaciones:

Para comenzar esta receta, debe encender el horno y dejar que se caliente hasta 350°F. Mientras el horno se calienta, saque 2 bandejas para galletas y fórrelas con papel encerado y deje de lado.

A continuación, saque su procesador de alimentos y mezcle juntos la levadura, sal, polvo de hornear, arrurruz, y edulcorante. Asegúrese de mezclar bien antes de añadir la raíz de jengibre y la mantequilla de coco. Mezcle hasta que se comience a formar una pasta suave.

Ahora que todos los ingredientes están bien mezclados, puede agregar la vainilla, jugo de limón, ralladura de limón y huevos al procesador de alimentos y mezcle bien todo junto. Si su masa parece demasiado blanda, agregue unas cucharadas más de harina de arrurruz. No agregue demasiado porque la masa se endurecerá un poco cuando se enfríe.

Tome la masa y envuélvala en algo de papel encerado antes de aplanarla. Colóque dentro del refri para que se enfríe durante al menos 30 minutos, aunque durante la noche es mejor.

Cuando esté listo para cocinar las galletas, corte un gran trozo de la masa enfriada y extiéndala entre un par de piezas de papel encerado hasta que tenga un grosor de aproximadamente 1/8 de pulgada. Espolvoree con un poco de polvo de arrurruz o un poco de harina de coco para evitar que se pegue. Corte la masa en varias formas con su cortador de galletas o la tapa de un frasco antes de colocarla en la bandeja para hornear preparada.

Coloque las bandejas para hornear con las galletas dentro del horno y déjelos hornear durante unos 10 minutos. Cuando las galletas estén listas, puede sacarlas del horno y dejar enfriar en una rejilla durante unos 15 minutos o hasta que estén listas. Cuando las cookies se hayan enfriado, compártalas con todos y disfrute.

Pollo Indio Y Arroz

Ingredientes:

1 libra de pechugas de pollo cortadas

1 cabeza de coliflor sin el tallo

½ lata de leche de coco

14 onzas de salsa de tomate enlatada

½ cebolla en cubos

2 dientes de ajo picados

2 cucharadas de aceite de coco

2 cucharadas de miel

1 limón exprimido

2 cucharadas de curry

2 cucharaditas de garam masala

1 cucharadita de paprika

1 cucharadita de canela

1 cucharadita de comino

½ cucharadita de cilantro

½ cucharadita de clavos

½ cucharadita de jengibre

pimienta

sal

Indicaciones:

Para comenzar esta receta, puede sacar la coliflor y hacerla arroz. Este es un proceso muy sencillo de hacer. Para empezar, puede tomar las hojas y pelarlas de la coliflor, cortar los tallos y luego cortar la cabeza en pequeños floretes. Colóquelos en un plato antes de colocarlos en el microondas para calentarlos durante 2 minutos. Esto va a ayudar a suavizar la coliflor.

Una vez que la coliflor se haya ablandado, coloque los floretes dentro del procesador de alimentos. Es una buena idea usar un accesorio de trituración si lo tiene, pero una cuchilla normal también funcionará. Muele la coliflor para convertirla en arroz.

Luego puede trabajar en la salsa. Para hacer esto saque una sartén y agregue el ajo, cebollas, y aceite de coco y colóquelas a fuego medio alto. Cocine hasta que las cebollas se vuelvan translúcidas.

Una vez que las cebollas estén listas, puede

agregar la salsa de tomate con las especias, jugo de limón, miel, y leche de coco. Mezcle bien todos estos ingredientes.

Ahora puede agregar el arroz de coliflor que acaba de hacer con el pollo picado a la salsa. Cubra la sartén y deje que todo se cocine a fuego lento durante unos 10 minutos para que el pollo tenga tiempo de cocinarse y el arroz de coliflor pueda ablandarse. Cubra con un poco de cilantro si lo desea y luego disfrute.

Curry De Pescado

Ingredientes:

2 cucharadas de aceite de canola o de oliva

2 cebollas picadas

2 tazas de calabacín rebanado

20 gramos de raíz de jengibre, pelada y picada

½ cucharadita de cúrcuma

½ cucharadita de chile en polvo

1 cucharadita de cilantro molido

1 cucharadita de comino molido

2 filetes de halibut

1 lata de tomates

sal

Indicaciones:

Para comenzar esta receta, puede calentar un poco de aceite en una cacerola o sartén. Una vez que el aceite esté caliente puede colocar la cebolla dentro y dejarla freír duante 2 minutos. Después de este tiempo, puede agregar el calabacín y dejarlo freír duante 2 minutos adicionales.

Luego, puede tomar el comino molido, cilantro molido, chile en polvo, cúrcuma, ajo, y jengibre y agregarlos a la sartén y freír durante otros 20 segundos antes de añadir el pescado al platillo y remover suavemente. Agregue la sal y los tomates también.

Ahora puede cubrir la sartén y dejar que todos los ingredientes se cocinen a fuego lento durante unos 10 minutos para que el pescado esté tierno y todo esté bien caliente.

Cuando esté listo para servir puede adornar con unas hojas de cilantro y disfrutar.

Korma De Pollo Y Verduras

Ingredientes:

2 cucharaditas de aceite de canola o vegetal

¾ de libra de muslos de pollo

1 cebolla en cubos

2 tazas de papas en cubos

1 ½ tazas de zanahorias en cubos

1 taza de guisantes verdes

1/8 de cucharadita de cúrcuma

½ cucharadita de sal

1 tomate, pelado y en cubos

¼ de taza de yogurt natural

1 cucharadita de garam masala

Indicaciones:

Para comenzar esta receta, saque una sartén grande y caliéntela a fuego medio. Agregue las cebollas, muslos de pollo, y aceite a esta sartén y deje que comiencen a dorarse, lo que le tomará alrededor de 5 minutos.

Después de este tiempo, puede añadir la sal, cúrcuma, y el resto de las verduras. Está bien agregar un poco de agua si es necesario. Cubra la sartén y cocine el platillo hasta que el pollo esté completamente cocido, lo que le tomará alrededor de 15 minutos.

Luego, puede agregar la pasta de curry de anacardo, o el masala, y el yogurt y mezclar un poco para combinar. Reduzca el fuego para que los ingredientes puedan hervir a fuego lento y la salsa comience a espesarse.

Sirva esto con Pan Indio o un pita caliente que esté aprovada por el paleo antes de disfrutar.

Daal

Ingredientes:

3 tazas de lentejas rojas

1 cucharada de kilongi

1 cucharada de semillas de comino, enteras

½ taza de cebollas, rebanadas

2 cucharadas de aceite de canola

Indicaciones:

Esta es una receta sencilla que podrá alimentar a toda la familia en poco tiempo. Para empezar, debe sacar una olla grande y enjuagar las lentejas con agua fría. Deberá continuar haciendo esto hasta que el agua comience a salir limpia. Una vez hecho esto, puede llenar la olla a aproximadamente 2 pulgadas más alto que las lentejas antes de colocarla en la estufa y llevarla a ebullición.

Mientras las lentejas se calientan, puede sacar una sartén diferente y saltear las cebollas con un poco de aceite. Deje cocinar la cebolla durante unos minutos hasta que pueda caramelizarse y comience a dorarse. Sáquela del sartén en este momento.

Caliente una sartén para que comience a calentarse mucho, antes de agregar el resto del aceite con las especias y deja que se mezcle durante 30 segundos para liberar completamente el sabor.

Agregue las especias y las cebollas con las lentejas y asegúrese de revolver.

Cuando esto esté listo, las lentejas pasarán de ser de color naranja oscuro a amarillo claro y deben ser lo suficientemente suaves como para ser una sopa espesa.

Envueltos Tandoori

Ingredientes:

1 libra de chuletas de pavo, picadas

1 cucharadita de ajo picado

1 cucharadita de comino

½ cucharadita de pimienta de cayena

½ cucharadita de cilantro

½ cucharadita de jengibre molido

1/8 cucharadita de canela

una pizca de clavo

8 chipatis

Indicaciones:

Para comenzar esta receta, sauqe un tazón y combine el clavo, canela, jengibre, pimienta de cayena, comino, ajo y las tiras de pavo. Permita que esta mezcla permanezca a un lado durante unos minutos mientras trabaja con los otros ingredientes.

Luego, saque una parrilla que se ajuste a su

estufa y rocíe con un poco de spray vegetal antes de calentar durante unos minutos a fuego medio alto. Coloque las tiras de pavo en esta parrilla y deje que se cocinen durante aproximadamente 5 minutos o hasta que las tiras tengan tiempo de dorarse ligeramente y estén listas. Cuando las tiras de pavo estén listas, puede sacarlas de la parrilla y pasarlas a un recipiente limpio.

Coloque los chipatis, o tortillas aprovadas por el paleo, en la parrilla, colocando sólo dos a la vez. Déjelos reposar en la parrilla durante unos 30 segundos a cada lado antes de transferirlos a la tabla de cortar.

Abra las tortillas y coloque el pavo dentro. Puede agregar a la tortilla algunos de sus ingredientes favoritos aprobados por paleo para coberturas. Doble esto a la mitad y disfrute.

Judías Verdes Indias

Ingredientes:

1 bolsa de judías verdes, congeladas

1 cebolla vidalia

1 cucharada de semillas de comino

1 cucharadita de jugo de limón

sal

2 cucharadas de aceite de canola

1 jalapeño

Indicaciones:

Para comenzar esta receta, saque una sartén y coloque el comino y el aceite dentro. Deje que el comino se asa por unos 3 minutos a fuego medio o hasta que baje. En este momento, puede agregar la cebolla a la sartén y dejar que continúe salteando durante unos minutos más hasta que esté dorada.

Agregue la pimienta, sal, y las judías congeladas en este momento. Pruebe el platillo antes de subir el fuego a alto, coloque la tapa nuevamente, y deje que se cocine durante otros 10 minutos. Puede agregar el jugo de limón después de este tiempo si lo desea.

Tómese el tiempo de cocinarlo hasta que adquiera la consistencia adecuada que usted desee. Puede disfrutar este platillo sencillo o tomarlo con algunos acompañamientos aprovados por el paleo.

Guisantes Afganos Y Pollo

Ingredientes:

200 gramos de pechuga de pollo

1 taza de cebolla picada

1 taza de tomates picados

3 dientes de ajo

3 cucharadas de pasta de tomate

1 taza de guisantes verdes, enlatados

1 taza de agua

sal

curry

garam masala

cúrcuma

Indicaciones:

Para comenzar con este platillo, saque una sartén y coloque la cebolla y el aceite dentro. Deja que la cebolla se fríe hasta que adquiera un color dorado claro. En este momento puede agregar el ajo y luego el pollo picado. Siga mezclando hasta que el pollo esté listo para cocinarse ligeramente.

Coloque los tomates con esta mezcla y deje cocinar por unos minutos mientras lo mezcla. Agregue los guisantes y la pasta de tomate junto con un poco de agua para que todo funcione. Agregue un poco de sal al gusto que desee. Garam masala y cúrcuma también son buenas adiciones.

Cubra la sartén y deje que todo el platillo se siga cocinando hasta que este tierno. Sirva de inmediato.

Lentejas Con Yogurt

Ingredientes:

1 taza de hojas de albahaca no empacadas

1 taza de hojas de perejil

½ taza de hierbabuena

8 onzas de yogurt natural

½ cucharada de pimienta

1 pizca de sal

3 cucharaditas de raíz de jengibre, picada

3 ½ onzas de lentejas

1 taza de caldo de verduras

1 diente de ajo, picado

½ cucharadita de chile en polvo

½ cucharadita de cúrcuma

½ cucharadita de semillas de comino

2 cebollas picadas

1 cucharada de aceite de girasol

1 paquete de espinacas

jugo de ½ lima

¾ taza de pasas

Indicaciones:

Para comenzar esta receta, saque las hierbas y lávelas antes de picarlas en trozos más pequeños. Asegúrese de guardar algunas hojas de menta para usar después. Descongele la espinaca congelada si la está usando.

Luego, tome el yogurt y sazónelo con algo de sal y pimienta. Deje esto de lado para más tarde.

Saque una olla y coloque el caldo de verduras dentro, junto con las lentejas y el jengibre. Deje que estos ingredientes hiervan.

Mientras eso se está calentando, puede tomar el ajo y picarlo antes de mezclarlo con el resto de la sal y pimienta, así como el comino, cúrcuma, y el chile en polvo. Pique las cebollas y fríalas con un poco de aceite y la mezcla ajo y especias en otra sartén. Agregue las lentejas preparadas con su caldo y luego continue cocinando hasta que estén suaves.

En este momento puede añadir la espinaca descongelada y dejar que todo hierva nuevamente. Mezcle las hierbas picadas, pasas, y juego de lima para el final.

Cuando esté listo para servir, puede servir con el yogurt y decorar con algunas de las hojas de menta que había dejado de lado.

Pollo Y Curry De Cocción Lenta

Ingredientes:

6 muslos de pollo, deshuesados y sin piel

2/3 taza miracle whip light

1 lata de crema de caldo de pollo, solicitud saludable

1 cucharadita de curry en polvo

Indicaciones:

Para comenzar con esta receta, tome el pollo y enjuáguelo antes de secarlo. Saque su olla de cocción lenta y configúrela de la manera que necesita funcionar. Cuando la olla de cocción lenta esté lista puede colocar el pollo dentro, intentando de mantenerlo todo en una sola capa lo mejor que pueda.

A continuación, puede sacar un tazón y mezclar el resto de los ingredientes. Cuando estén bien combinados puede verter esta mezcla sobre el pollo, lo más uniformemente que pueda.

Coloque la tapa en la olla de cocción lenta

y deje que el platillo se cocine a temperatura alta durante aproximadamente 5 horas. Revuelva suavemente justo antes de servir y disfrutar.

Pollo Paleo Indio Y Estofado

Ingredientes:

3 cucharaditas de aceite de oliva

3 pechugas de pollo, deshuesadas y sin piel

sal

pimienta

1 cebolla amarilla, picada

4 dientes de ajo, picados

1 cucharada de jengibre, rallado

1 cucharada de garam masala

2 cucharaditas de comino

1 cucharadita de cilantro molido

½ cucharadita de cayena

3 tazas de caldo de pollo

¾ taza de puré de tomate

½ taza de crema de coco

3 patatas dulces, peladas y picadas

perejil

Indicaciones:

Para comenzar esta receta, saque un horno holandés y coloque un poco del aceite de oliva dentro. Deje que esto se caliente en la estufa antes de usarlo. Mientras la olla se calienta, puede tomar el pollo y sazonarlo bien por todos lados con la pimienta y la sal. Cuando haya terminado, puede colocarlo en la sartén preparada.

Deberá dorar cada lado del pollo durante aproximadamente 5 minutos para cocinarlo bien antes de colocarlo en un plato y dejarlo de lado.

Usando la misma sartén, puede calentar el resto del aceite antes de agregar el jengibre, el ajo, y la cebolla. Deje que estos ingredientes se salteen en la sartén duante aproximadamente 8 minutos para que se vuelvan suaves. En este momento puede agregar una cucharada del puré de tomate, así como la cayena, el cilantro, el comino, y el garam masala. Revuelva todo esto para combinar y luego continúe cocinando durante otros 4 minutos.

Al final de este tiempo, puede agregar el resto del puré de tomate, el caldo de pollo, y el pollo a la olla. Lleve todos estos ingredientes a hervir antes de reducir el fuego y dejar que todo hierva a fuego lento duante una hora y media. Tómese el tiempo para sazonar con un poco de pimienta y sal al gusto en el proceso.

Cuando este tiempo termine, puede sacar el pollo de la olla y colocarlo en un plato. Corte o desmenuzelo en trozos más pequeños. Cuando esté listo, puede colocar el pollo nuevamente en la olla con las patatas dulces.

Continúe permitiendo que este platillo se cocine y hierva a fuego lento durante 35 a 45 minutos adicionales para que la salsa tenga tiempo de espesarse y las papas se suavicen, tomándose el tiempo de revolver algunas veces.

Durante los últimos cinco a diez minutos del proceso de cocción, puede agregar la leche de coco según sea necesario. Sirva este plato caliente y disfrute.

Albóndigas Indias Con Salsa De Tomate

Ingredientes:

500 gramos de carne molida

¼ taza de cilantro

1 cucharada de garam masala

½ cucharadita de ajo en polvo

½ cucharadita de sal

1 cucharada de aceite de coco

1 cebolla, picada

1 lata de tomates picados

1 taza de leche de coco

1 cucharadita de cilantro molido

½ cucharadita de comino molido

½ cucharadita de jengibre en polvo

½ cucharadita de ajo en polvo

½ cucharadita de mostaza amarilla en polvo

½ cucharadita de sal

pimienta

Indicaciones:

Para comenzar esta receta, deberá trabajar en las albóndigas. Para hacer esto, saque un tazón y combinie la carne molida con un poco de cilantro, sal, ajo, y garam masala. Use sus manos para mezclarlo bien. Esta mezcla va a permitir producir al menos 15 albóndigas, dependiendo del tamaño que las haga.

Luego, tome el aceite de coco y extiéndalo en una sartén. Deje que se caliente un poco antes de colocar las albóndigas preparadas en la sartén. Deje que las albóndigas se doren por todos lados a fuego medio. Tan pronto como las albóndigas estén doradas, puede sacarlas de la sartén y dejarlas de lado; lo más probable es que no se hayan cocinado del todo.

En la misma sartén, puede freír la cebolla picada y dejarla cocinar hasta que se vuelva translúcida. Agregue las especias, la leche de coco, y los tomates picados y revuelva bien. Reduzca el fuego y deje ehervir a fuego lento durante aproximadamente 5 minutos hasta que se espese un poco.

En este momento, debe colocar las albóndigas doradas de vuelta en la sartén y revolverlas un poco para asegurarse de que se cubran con la salsa. Hierva a fuego lento por 5 minutos adicionales para permitir que las albóndigas se cocinen por completo.

Sirva este platillo con un poco de sus verduras favoritas y luego disfrute.

Pollo Tikka Masala

Ingredientes:

Marinada de Masala:

½ taza de yogurt natural

1 diente de ajo picado

1 cucharada de jengibre rallado

1 cucharada de jugo de limón

1 cucharadita de comino

1 cucharadita de cilantro

½ cucharadita de canela

¼ cucharadita de cardamomo molido

1/8 cucharadita de cúrcuma molida

1/8 cucharadita de pimienta de cayena

sal

pimienta

1 libra de muslos de pollo, sin piel y deshuesados

Salsa:

1 cucharada de aceite de oliva

½ cebolla amarilla, picada

1 diente de ajo, picado

1 cucharadita de jengibre picado

1 cucharada de garam masala

¾ cucharadita de chile en polvo

½ cucharadita de paprika

pimienta de cayena

1 cucharadita de sal

2 ½ tazas de tomates colados

1 cucharadita de miel

¾ taza de crema de anacardo

½ tza de leche de almendra

3 cucharadas de cilantro picado

Indicaciones:

Para comenzar con esta receta, deberá trabajar en la Marinada de Masala. Para hacer esto saque un tazón y mezcle todos los ingredientes hasta que estén bien combinados. Tome el pollo y haga algunos cortes en el antes de colocarlo en una bolsa grande. Vierta la marinada preparada encima.

Selle la bolsa y colóquela dentro del refrigerador durante toda la noche o por dos días antes de que complete la receta.

Al día siguiente puede sacar el pollo de la bolsa. Use una toalla de papel para secar la marinada que quede en el pollo.

Saque una bandeja para galletas y coloque el pollo en ella. Coloque la bandeja para hornear debajo de un asador preparado durante unos minutos para que se cocine con algunas manchas marrones. Dependiendo de qué tan grande sea el pollo, esto podría tomar de 10 a 12 minutos. Asegúrese de dar vuelta la bandeja una vez aproximadamente a la mitad del proceso.

Después de que este tiempo termine, puede sacar el pollo del asador y cortarlo en cubos.

Sacando una olla para caldo, puede calentar el aceite de oliva dentro antes de agregar el jengibre, el ajo y la cebolla. Cocínelos hasta que comiencen a suavizarse y se doren un poco, lo que puede tomar alrededor de 8 minutos. Agregue las especias y revuelva durante otro minuto antes de agregar la miel y los tomates, así como sazonar con pimienta y sal.

Cubra parcialmente la olla y cocine a fuego medio para que la salsa tenga tiempo de espesarse, lo que tomará otros 10 minutos. Revuelva varias veces para evitar que la salsa se pegue al fondo de la sartén.

En este momento, puede agregar la crema de anacardo y la leche de almendras, y luego continuar cocinando a fuego lento durante otros 10 minutos o hasta que esté listo. Agregue el pollo al final y deje que toda la mezcla hierva a fuego lento durante un poco más para que el pollo tenga tiempo de calentarse nuevamente.

Espolvoree el platillo con un poco de cilantro y sírvalo con un poco de arroz de coliflor si lo desea.

Si necesita recalentar este plato para tenerlo en otro momento, simplemente caliéntelo hasta que se caliente por completo y disfrute.

Huevos Poder Florar

Ingredientes:

1 pimiento, cortado en anillos

3-4 huevos

spray para cocinar

Indicaciones:

Para comenzar esta receta, corte el pimiento en anillos de media pulgada. Puede hacerlos más gruesos o delgados basado en sus necesidades.

Saque una sartén y acéitela. Coloque el pimiento dentro. Rompa un huevo en el centro de cada uno de los anillos que ha creado. Cubra la sartén y deje cocinar a fuego bajo hasta que esté hecho.

Sirva esto agradable y caliente.

Ensalada De Pollo Sudamericana

Tiempo: 20 minutos   Porciones: 4

Carbohidratos netos: 1g / Fibra: 3g / Grasa: 30g / Proteína: 25g / Kilocalorías: 384

Ingredientes:

450 gr de pechuga de pollo

2 cucharadas de aceite de oliva, divididas

sal al gusto

225 ml agua

Salsa:

2 cucharadas de mayonesa

1 aguacate maduro, sin semilla y picado

perejil fresco, picado

Preparación:

Caliente la mitad del aceite de oliva en una sartén mediana a fuego medio. Sazone el pollo con sal y pimienta y colóquelo en la sartén. Deje cocinar 4 minutos cada lado para sellar.

Vierta el agua en la sartén. Cubra la sartén y deje hervir a fuego lento por 5 minutos hasta que el agua se haya evaporado. Retire el pollo de la sartén y deje de lado en una tabla para cortar. Use dos tenedores para desmenuzarlo.

Mezcle los ingredientes para la ensalada en un tazón grande. Sazone al gusto. Agregue el pollo desmenuzado y mezcle ligeramente. Sirva con perejil recién picado.

Pollo Al Ajillo Asado Al Horno

Tiempo. 50 minutos Porciones: 4

Carbohidratos netos: 4g / Fibra: 1g / Grasa: 39g / Proteína: 42g / Kilocalorías: 546

Ingredientes:

4 cucharadas de mantequilla

900 gr de muslos de pollo

5 dientes de ajo, finamente rebanados

perejil fresco, finamente picado

jugo de 1 limón

2 cucharadas de aceite de oliva

Preparación:

Caliente su horno a 225°C (450°F). Use la mantequilla para engrasar una sartén a prueba de horno lo suficientemente grande como para acomodar todas llos muslos cómodamente. Acomode los muslos en la sartén. Espolvoree con perejil y ajo, y sazone al gusto. Rocíe con el jugo de limón y el aceite de oliva.

Transfiera la sartén al horno y deje hornear por 40 minutos. Rudezca la temperatura en los últimos 5 minutos. Retire del horno y transfiera a los platos. ¡Sirva con una ensalada de hojas verdes o un puré de coliflor!

Solomillo De Res Bajo En Carbohidratos Con Salsa

Tiempo: 30 minutos   Porciones: 4

Carbohidratos netos: 2g / Fibra: 0g / Grasa: 60g / Proteína: 50g / Kilocalorías: 773

Ingredientes:

150 gr de tocino rayado, en cubos

½ puerro, finamente rebanado

3 cucharadas de mantequilla

650 gr de solomillo de res (4 filetes)

75 ml de vino tinto

75 ml de agua

sal o pimienta negra molida

Preparación:

Caliente la mantequilla en una sartén grande a fuego medio. Agregue el tocino y el puerro y fríalos a su gusto. Retire el tocino y los puerros de la sartén. Reserve la grasa.

Agregue los filetes a la sartén y fríalos 3 minutos de cada lado o al término deseado. Retire de la sartén. Mantenga caliente.

Agregue agua y vino al jugo de la carne en la sartén. Póngalo a fuego lento. Deje herbir a fuego lento hasta obtener la consistencia deseada. Cuele para obtener una salsa sin grumos.

Coloque el filete, el tocino y los puerros en los platos. ¡Rocíe con salsa y disfrute!. Sirva con crema ácida.

Ensalada De Pavo Deli Con Salsa Verde Cremosa

Tiempo: 10 minutos   Porciones: 4

Carbohidratos netos: 12g / Fibra: 3g / Grasa: 36g / Proteína: 26g / Kilocalorías: 482

Ingredientes:

Ensalada

275 gr de tomates ciruela baby

275 gr de lechuga Romana

75 gr de rábanos

125 gr de aceitunas verdes, deshuesadas

1 cebolla morada

450 gr de pavo Deli

Aderezo

75 ml de salsa verde preparada

125 ml de crema ácida

125 ml de mayonesa

3 cucharadas de cilantro fresco, picado

2 cucharadas sazonador ranch

2 cucharadas de doble crema

2 cucharadas de jugo de lima

1 diente de ajo, picado

sal y pimienta

Preparación:

Corte las verduras al tamaño deseado y acomódelas de manera uniforme en un plato para servir.

Corte el pavo en tiras y colóquelo sobre las verduras. Disperce las aceitunas verdes encima.

Mezcle todos los ingredientes del aderezo hasta que estén bien combinados. Rocíe sobre la ensalada. ¡Disfrute!

Panqueques Bajos En Carbohidratos

Almuerzo

Raíz de apio al horno con gorgonzola

Tiempo: 50 minutos   Porciones: 4

Carbohidratos netos: 13g / Fibra: 4g / Grasa: 36g / Proteína: 12g / Kilocalorías: 428

Ingredientes:

3 cucharadas de aceite de oliva

450 gr de raíz de apio, raíces removidas, pelada, cortada en rebanadas de ½ pulgada

sal y pimienta

75 gr de avellanas

75 gr de espinaca bebe

1 cebolla morada, en juliana

150 gr de queso azul, desmoronado

3 cucharadas de mantequilla

75 gr de champiñones, en cuartos

Preparación:

Caliente el horno a 200°C (400°F). Forre una bandeja para hornear con papel encerado.

Coloque las rebanadas de raíz de apio en la bandeja para hornear. Cepille las rebanadas de apio con aceite de oliva. Sazone al gusto. Transfiera al horno y hornee durante 40-45 minutos. Retire del horno.

Mientras tanto, caliente la mantequilla en una sartén mediana a fuego medio. Agregue los champiñones en cuartos y saltee hasta que estén suaves y dorados. Sazone al gusto. Retire del fuego.

Agregue las nueces a una sartén seca y fríalas rápidamente a fuego alto hastq ue estén fragantes. Retire de la sartén. Deje a un lado para enfriar. Pique al tamaño deseado.

En un tazón para ensalada, mezcle las hojas de espinaca, los champiñones fritos, las cebollas rebanadas, y las avellanas picadas. Mezcle para combinar.

Coloque las rebanadas de raíz de apio en los platos. Cubra con la ensalada de avellanas y champiñones. Coloque el queso azul desmoronado sobre la ensalada.

Frittata

Ingredientes:

2 cucharadas de aceite de oliva o de aguacate

1 calabacín, rebanado

1 taza de espinaca fresca, troceada

2 cucharadas de cebollines, rebanados

1 cucharadita de ajo machacado, sal y pimienta al gusto

1/3 taza de leche de coco

6 huevos

Indicaciones:

Caliente el aceite de oliva en una sartén a fuego medio. Agregue el calabacín y cocine hasta que esté suave. Mezcle las espinacas, cebollines, y el ajo. Sazone con sal y pimienta. Continúe cocinando hasta que la espinaca esté marchita.

En un tazón separado, bata los huevos junto con la leche de coco. Vierta en la sartén sobre las verduras. Reduzca el fuego a bajo, cubra, y cocine hasta que los huevos estén firmes (5 a 7 minutos).

Superalimentos Naan / Panqueques / Crepas

Ingredientes:

½ taza de harina de almendra

½ taza de harina de tapioca

1 taza de leche de coco

sal

aceite de coco

Indicaciones:

Mezcle todos los ingredientes juntos.

Caliente una sartén a fuego medio y vierta la masa al grosor deseado. Una vez que la masa se vea firme, voltee para cocinar el otro lado.

Si desea que esto sea una crepa o panqueque de postre, entonces omita la sal. Puede agregar ajo picado o jengibre en la masa, o algunas especias si así lo desea.

Panqueques De Calabacín

Ingredientes:

2 calabacines medianos

2 cucharadas de cebolla picada

3 huevos batidos

6 a 8 cucharadas de harina de almendra

1 cucharadita de sal

½ cucharadita de pimienta negra molida

aceite de coco

Indicaciones:

Caliente el horno a 300°F.

Ralle los calabacines en un tazón y revuelva con la cebolla y los huevos. Agregue 6 cucharadas de harina, sal y pimienta.

Caliente una sartén grande para saltear a fuego medio y agregue aceite de coco en la sartén. Cuando el aceite esté caliente, reduzca el fuego a medio bajo y agregue masa en la sartén. Cocine el panqueque alrededor de 2 minutos por cada lado, hasta que se dore. Coloque los panqueques en el horno.

Sabrosa Corteza Para Tarta De Superalimentos

Ingredientes:

1 ¼ tazas de harina de almendra blanqueada

⅓ taza de harina de tapioca

¾ cucharadita de sal de mar finamente molida

¾ cucharadita de paprika

½ cucharadita de comino molido

⅛ cucharadita de pimienta blanca molida

¼ taza de aceite de coco

1 huevo grande

Indicaciones:

Coloque la harina de almendra, la harina de tapioca, sal de mar, vainilla, el huevo y el azúcar de coco (si usa azúcar de coco) en el tazón de un procesador de alimentos. Procese 2-3 veces para combinar. Agregue aceite y miel cruda (si usa miel cruda) y pulse con varios pulsos de un segundo y luego deje que el procesador de alimentos funcione hasta que la mezcla se una. Mueva la masa a una lámina de plástico para envolver. Envuelva y presione la masa en un disco de 9 pulgadas. Refrigere por 30 minutos.

Retire el plástico envolvente. Presione la masa en el fondo y los costados de un molde para tarta con mantequilla de 9 pulgadas. Prense un poco los bordes de la corteza. Enfríe en el refrigerador por 20 minutos. Coloque la rejilla del horno en la posición media y precaliente el horno a 375°F. Coloque en el horno y hornee hasta que se dore.

Quiché

Ingredientes:

1 Sabrosa Corteza para Tarta de Superalimentos, precocida y enfriada

8 onzas de espinaca orgánica, cocinada y escurrida

6 onzas de carne de cerdo en cubos

2 chalotes medianos, finamente rebanados y salteados

4 huevos grandes

1 taza de leche de coco

¾ cucharadita de sal

¼ cucharadita de pimienta negra recién molida

Indicaciones:

Dore el cerdo en aceite de coco y luego agregue las espinacas y los chalotes. Deje de lado una vez listo.

Precaliente el horno a 350°F. En un tazón grande, combine los huevos, leche sal y pimienta. Bata hasta que esté espumoso. Agregue alrededor de ¾ de la mezcla de relleno escurrida, reservando el otro ¼ para "cubrir" el quiché. Vierta la mezcla de huevo en la corteza y coloque el relleno restante encima del quiché.

Coloque el quiché en el horno en el centro de la rejilla central y hornee sin molestar durante 45 a 50 minutos.

Bolitas De Sésamo Y Queso Cottage

Ingredientes:

16 onzas de queso de granja o queso cottage

1 taza de almendras finamente picadas

1 ½ tazas de avena

Indicaciones:

En un tazón grande, combine el queso cottage mezclado, las almendras y la avena. Haga las bolitas y ruede en la mezcla de semillas de sésamo.

Conclusión

"El tiempo es libre, pero no tiene precio. No puedes poseerlo, pero puedes usarlo. No puedes conservarlo, pero puedes gastarlo. Una vez que lo pierdes, no puedes recuperarlo.

Sí, es seguro y cierto que el tiempo es como un río. Como la corriente del río fluye hacia adelante y nunca regresa. Lo mismo ocurre con el tiempo. Una vez perdido no se puede recuperar.

Se dice que "No cuentes cada hora del día, haz que cada hora del día cuente". Tenemos que ser muy puntuales y estudiar el tiempo en nuestras vidas.

El mundo entero está de acuerdo con ello. Si alguien se queda atrás, seguramente se le describirá como un perdedor en su vida. Pasa lo mismo con el famoso dicho de JimRohns, que dice que el tiempo es más valioso que el dinero. Puedes conseguir más dinero, pero no puedes conseguir más tiempo.

El tiempo es como el dinero. Cada día, hora, minuto, segundo es precioso para nosotros. Como gastamos el dinero sabiamente, de la misma manera nuestro tiempo debe ser gastado con mucha cautela. Para ello, la gestión del tiempo es muy esencial.

Otra famosa máxima dice: "Una puntada a tiempo ahorra nueve". Sin embargo, siempre lo usamos mal. Su uso apropiado es muy necesario.

Un agricultor tiene que cosechar sus cultivos a tiempo, pero si se descuida, los pájaros se comerán esos cultivos o la lluvia intempestiva puede destruirlos.

Un hombre de éxito sólo conoce el valor del tiempo porque ha sabido utilizarlo correctamente junto con el trabajo duro. Por lo tanto, el tiempo no debe ser postergado, sino que cada segundo debe ser usado con cuidado.

Entonces sólo una persona tocará el cielo del éxito.

www.ingramcontent.com/pod-product-compliance
Lightning Source LLC
LaVergne TN
LVHW011951070526
838202LV00054B/4896